AF312192

STATION

DE

GAZOST-ARGELÈS

(Hautes-Pyrénées)

EAUX SULFUREUSES IODO-BROMURÉES

OBSERVATIONS MÉDICALES

*Sur la Cure de Malades
Envoyés par les Hôpitaux de Paris.*

AFFECTIONS DES VOIES RESPIRATOIRES

Maladies de la Peau, — Arthritisme.

Etc.

SANATORIUM D'ARGELÈS

MÉMOIRE LU A L'ACADÉMIE
par M. le Docteur FERRAND

EAUX SULFUREUSES

IODO-BROMURÉES

DE

GAZOST-ARGELÈS

Les Eaux de Gazost, près Argelès
(Hautes-Pyrénées), jouissent depuis de
longues années, dans la contrée, d'une réputation justifiée par de nombreuses gué-
risons; si leur usage ne s'en est pas
généralisé plus tôt, on ne peut l'imputer
qu'à la difficulté d'accès de sa source.

Cette difficulté n'existe plus; la Société
Thermale des Pyrénées a capté les eaux
de Gazost et les a fait descendre dans la
splendide vallée d'Argelès, où les malades

peuvent en faire usage dans un établissement construit avec tous les perfectionnements modernes.

Argelès, grâce à son climat qui permet de le classer parmi les stations hivernales et qui l'a fait choisir pour y placer un sanatorium destiné aux jeunes phthisiques, peut ouvrir son établissement aux malades depuis le mois de mai jusqu'à la fin d'octobre, et ceux-ci n'ont pas à craindre d'y trouver les brusques changements de température dont ils souffrent souvent dans des vallées plus étroites et surtout d'une plus grande altitude.

Les eaux de Gazost se composent de deux sources : l'une d'elles, la *principale*, très abondante, peut suffire pour alimenter un service balnéaire complet, plusieurs buvettes et un service d'hydrothérapie avec douches ; l'autre, dite *source noire*, jouit d'étonnantes propriétés curatives, toutes spéciales comme caustiques et cicatrisantes.

D'après l'analyse chimique, elles doivent être rangées parmi les sources hypothermales, sulfurées-sodiques, chlorurées et bromo-iodurées ; leur sulfuration n'est inférieure en rien à celles de Barèges, Eaux-Bonnes, Saint-Sauveur et Cauterets. Elles possèdent, en outre, le brome et l'iode qui leur donnent une vertu exceptionnelle.

Voici l'analyse de la grande source fournie par Ossian Henry, en 1866 :

Sulfure de Sodium	0^{gr}. 032^{millig}.	
— de Calcium	0 » 003 »	
— de Magnésium	0 » 001 »	
Chlorure de Sodium	0 » 400 »	
Iodure et Bromure alcalins $\overline{aa}$	0 » 010 »	Total de minéralisation : 0^{gr}. 576^{millig}.
Carbonates alcalins	0 » 018 »	
Silicates de Chaux et de Magnésie	0 » 048 »	
Sulfate de Soude	0 » 010 »	
Silicate d'Alumine	0	
Phosphate terreux	0	
Sel ammoniacal	0	
Oxyde de fer	0 } 054 $\overline{aa}$	
Glairine et matière organique (sulfuro-azotée)	0	

Ces eaux sont indiquées pour les malades atteints d'affections bronchiques et pulmonaires, catarrhales et rhumatismales, de maladies de la peau, d'écrouelles, de tumeurs blanches, de goîtres et d'affections scrofuleuses, quel qu'en soit le siège, ainsi que d'accidents tertiaires syphilitiques.

La température de l'eau minérale des deux sources de Gazost est de 13° à 15° centigrades, condition précieuse qui les place au-dessus de leurs rivales ; elles sont, en effet, éminemment alcalines et fixes et, sans contredit, les eaux sulfureuses de France les plus aptes à être transportées sans altération aucune, et les seules qu'on peut chauffer artificiellement (au bain-marie) sans déperdition de gaz et sans ébranlement dans la composition intime des éléments minéraux.

Voici comment s'exprime, sur les eaux de Gazost, M. le Dr *Dujardin-Beaumetz* dans son *Dictionnaire Thérapeutique :*

Les Eaux minérales de Gazost joignent aux propriétés des Eaux sulfureuses froides, celles des Eaux bromo-iodurées. Moins excitantes que les eaux sulfurées thermales, elles possèdent, grâce à la proportion de chlorure de sodium, d'iode et de brome qu'elles renferment, une action curative très marquée dans les états pathologiques dérivant du lymphatisme et· de la scrofule. Toniques et fondantes dans les manifestations multiples de la diathèse strumeuse, elles sont détersives et cicatrisantes dans les ulcères indolents et invétérés, ainsi que dans les plaies anciennes où on les emploie en bains, en douches, ou simplement en lotions. C'étaient, dit *Rotureau*, les vraies Eaux d'Arquebusade, de Bordeu l'ancien.

Ces Eaux sont spécialement indiquées dans le traitement des affections cutanées et des dyspepsies stomacales et intestinales tenant de l'herpétisme.

Elles donnent également d'excellents résultats dans le catarrhe des muqueuses bronchiques et génito-urinaires avec sécrétion plus ou moins abondante de mucus et de pus. C'est ainsi qu'administrées en boisson, principalement dans les laryngites et les bronchites chroniques simples avec toux opiniâtre et expulsion tout à fait abondante et difficile, elles modifient l'état de la muqueuse de l'arbre aérien au point de provoquer souvent une inflammation assez aiguë pour faire interrompre le traitement hydrominéral. Repris au bout de quelques jours, celui-ci doit être élevé progressivement de plusieurs cuillerées à soupe d'eau.

L'**Eau de Gazost** en boisson et surtout en gargarisme, jouit encore d'une grande efficacité dans les amygdalites et les pharyngites chroniques avec production de mucopus adhérent aux parois de l'arrière-bouche.

L'Eau des sources sulfurées, mais froides de Gazost, est, grâce à sa température d'émergence, d'une grande stabilité ; elle se conserve en bouteilles pendant des années sans éprouver aucune altération sensible.

Nous lisons également dans le *Dictionnaire Encyclopédique des Sciences médicales*, de *M. le Dr Rotureau*, ce qui suit :

Dans le principe, on se contentait de boire les Eaux sulfurées sodiques de Gazost dans les affections cutanées et de laver les plaies avec ces mêmes eaux qui avaient une grande réputation et une réputation méritée comme détersives et cicatrisantes dans les ulcères invétérés, dont la suppuration était intarissable.

Aujourd'hui, les malades viennent s'y soigner de dyspepsies stomacales et intestinales accompagnant une diathèse herpétique ou coïncidant avec elle, de troubles de voies aériennes et uro-poïetiques dont la manifestation extérieure est une sécrétion plus ou moins abondante de mucus ou de pus mêlés aux crachats ou aux urines. La présence de l'iode et du brome dans les eaux sulfureuses de Gazost, explique pourquoi ces eaux sont toniques et fondantes plus que les eaux de la même classe, et pourquoi elles sont employées avec succès dans les états pathologiques de sujets lymphatiques et scrofuleux.

Les Eaux sulfurées de Gazost conviennent donc en boisson, surtout pour le traitement des laryngites et des bronchites chroniques simples, occasionnant une toux opiniâtre et une expulsion abondante et quelquefois difficile.

La toux diminue et les crachats se suppriment progressivement et deviennent clairs, aérés et purement muqueux après avoir été consistants, jaunes, opaques et très difficiles à expectorer. C'est en boisson aussi, mais surtout en gargarisme qu'il convient d'employer l'Eau sulfurée de Gazost dans les amygdalites et les pharyngites chroniques avec production de mucopus adhérent aux parois de l'arrière-bouche, ce qui est si désagréable aux malades.

La composition chimique des Eaux sulfurées de Gazost, faisait prévoir qu'elles supporteraient bien le transport. La pratique a confirmé les prévisions de la théorie et cette Eau est conservée pendant plusieurs années sans que ses qualités chimiques et physiques aient été sensiblement altérées. On ne peut donc manquer, dans un avenir prochain, de voir l'exportation de l'**Eau de Gazost** prendre un grand développement et combler une lacune dont les médecins reconnaissent l'existence toutes les fois qu'ils ont à faire suivre un traitement sulfuré à distance. Les Eaux sulfurées en effet sont presque toujours thermales à leur point d'origine ; elles sont, par conséquent, beaucoup plus aisément altérées par le transport que l'Eau des deux premières sources de Gazost, qui est froide au moment de son émergence.

La Société Thermale des Pyrénées, voulant faire par une expérience concluante la preuve de l'efficacité des eaux de Gazost amenées à Argelès, et donner à l'analyse chimique la consécration de faits indiscutables, a demandé à MM. les Médecins des Hôpitaux de Paris et obtenu de leur bienveillance, l'envoi de malades indigents de leurs services pour leur faire suivre, à l'établissement d'Argelès, une cure d'eau minérale sulfureuse iodo-bromurée de Gazost ; les malades envoyés étaient tous atteints d'affections chroniques et invétérées qui rendaient l'expérience particulièrement intéressante. Voici les observations (1) sur chacune de ces cures et la constatation des résultats acquis :

(1) Ces observations ont été prises, au départ de Paris, par le docteur qui a envoyé le malade, et au départ d'Argelès, par *M. le Dr Blondin*, ancien inspecteur des eaux, qui a bien voulu soigner ces malades pendant la durée de la cure thermale.

A leur arrivée à Paris, les malades ont été visités à l'hôpital par le docteur, qui a reconnu l'exactitude des observations prises à Argelès et du résultat du traitement hydro-minéral.

PREMIÈRE CATÉGORIE

Maladies des poumons.

1ʳᵉ Observation.

Catarrhe pulmonaire chronique, Anémie, etc.

HOPITAL COCHIN Service de M. le Dʳ
DUJARDIN-BEAUMETZ

C... (69 ans). Atteint en juin 1885 d'une bronchite aiguë, entra à l'hôpital Cochin dans le service de M. le Dʳ *Dujardin-Beaumetz.*

Usé par le travail, ne se rétablissait pas. Fut dirigé sur Argelès.

Présentait les symptômes suivants à son arrivée : Toux fréquente et par quintes, surtout matin et soir. Râles muqueux à la base des deux poumons. Crachats muqueux abondants. Diarrhée. Faiblesse générale avec pâleur et anorexie. Manque de sommeil, etc.

Le 7 octobre, commencement du traitement : bains, boisson et inhalation.

Huit jours après, état satisfaisant en voie d'une notable amélioration. L'appétit était revenu, le sommeil était régulier, la diarrhée avait disparu, la toux et les crachats avaient sensiblement diminué.

A cause du temps pluvieux et légèrement refroidi, le malade cessa les bains généraux et on les remplaça par des bains de jambe à eau courante; il buvait, matin et soir, un verre d'eau minérale à 25° centigrades, et il prenait une inhalation toutes les après-midi seulement.

Le 5 novembre, il ne toussait plus et ne crachait plus; son visage respirait la santé, ses forces étaient entièrement revenues et il quittait la station où il avait retrouvé son ancienne vigueur.

2ᵉ OBSERVATION.

Phthisie au deuxième degré, etc.

HOPITAL COCHIN

Service de M. le Dʳ
XAVIER GOURAUD

D... (51 ans), tempérament bilioso-nerveux.

Atteint en août 1884 d'une violente épis-

taxis survenue à la suite de nombreuses se-
cousses morales. La force de la constitution
eut raison de ce premier accident, mais le
malade s'étant adonné à la boisson des al-
cooliques et surtout de l'absinthe, pour *s'é-
tourdir* de sa douleur morale, fut atteint, à
diverses reprises, de saignements de nez qui
l'affaiblirent et le jetèrent dans une profonde
anémie.

En juin 1885, première hémoptysie après
un accès de toux ; après une deuxième et
très forte hémorrhagie pulmonaire, admis à
l'hôpital Cochin, dans le service de M. le
D X. Gouraud*.

Pendant trois mois, traitement général
et local des plus énergiques, et, une fois les
symptômes inflammatoires amendés, envoyé
à Argelès avec ce diagnostic : phthisie au
2° degré.

Symptômes notés à l'arrivée : matité de
tout le poumon droit ; crépitation du sommet
des deux poumons, et surtout du poumon
droit, au-dessus de la fosse sus-épineuse ;
impossibilité de dormir sur le côté droit et
sur le dos ; toux fréquente et saccadée, avec
stries sanguinolentes dans les crachats ;
pâleur du visage ; anémie profonde ; impossibilité de soutenir une promenade de quelques instants ; oppression en montant ; ano-

rexie; affaissement moral; sommeil agité; pouls fréquent et irrégulier.

Commença le 5 octobre le traitement suivant : bain de jambes tous les matins, boisson d'eau à 25° centigrades (demi-verre matin et soir), inhalation à 30° chaque après-midi.

Dès le 15 octobre, amélioration sensible; la toux est moins fréquente, les crachats ne donnent plus traces de filets sanglants, l'appétit est bon, les digestions excellentes; peut dormir dans toutes les positions.

Le traitement est alors modifié ainsi : deux bains entiers par semaine et boisson d'un verre entier matin et soir, etc.

A cette époque, un vésicatoire fut appliqué au sommet du poumon droit, afin d'amener une résolution complète, et, à partir du 1er novembre, les progrès furent tels que le malade avait repris ses forces; il soutenait une marche assez prolongée, il ne toussait plus et ne crachait plus; il dormait à merveille dans toutes les situations, et, le 10 novembre, il quitta la station dans un état de complète guérison.

3e OBSERVATION.

Phthisie pulmonaire au deuxième degré.

HOPITAL COCHIN

Service de M. le D^r
X. GOURAUD

D... (20 ans), tempérament bilioso-nerveux.

A été, de tout temps, sujet à s'enrhumer. En 1883, écoulement uréthral qui fut normalement traité. En août 1884, bronchite catarrhale qu'il garda tout l'hiver sans la soigner. Son état s'aggravant, éprouvant des accès de toux violente avec étouffements, entra le 2 septembre à l'hôpital Cochin, où il reçut les soins de M. le Dr *Faisans*, dans le service de M. le Dr *Gouraud*. Sortit de l'hôpital non guéri ; y rentra quelque temps après avec des symptômes graves. Enfin, sa situation devenant alarmante, il fut dirigé sur Argelès.

Symptômes notés à l'arrivée : débilité générale ; impossibilité de faire une marche soutenue ainsi que la moindre ascension ; manque d'appétit ; insomnie ; difficulté de dormir sur le côté ; bruit de clapotement sous l'omoplate droit, près de l'aisselle ;

matité du poumon gauche, à la région inférieure, entre le cœur et l'aisselle, se propa-
geant au-dessous de l'omoplate; râle sibi-
lant à gauche; dyspnée; toux intense, crachats abondants.

Dès le 4 octobre, application d'un vésicatoire sur le lieu de la matité, afin de provoquer une dérivation.

Le 5 octobre, commencement du traitement suivant : bain des jambes à eau courante à 35° centigrades; boisson, matin et
soir, à 25°, d'un demi-verre d'abord, et, peu
à peu, d'un verre entier; inhalation à 30°.

En peu de jours, l'appétit revint, le sommeil fut plus régulier, la toux diminua et les
crachats changèrent d'aspect. A l'auscultation, l'amélioration put également être constatée.

Le 25 octobre, l'engouement pulmonaire
et la crépitation étaient moins sensibles; la
toux avait singulièrement diminué, ainsi
que les crachats; les forces étaient revenues, la pâleur de la figure avait fait place
à un teint rosé qui indiquait le retour à la
santé.

Le 10 novembre, le malade quitta Argelès,
emportant l'espoir d'une prochaine et complète guérison.

1ᵉ Observation.

Phthisie au 3ᵐᵉ degré. — Accidents syphilitiques, etc.

HOPITAL DU MIDI

Service de M. le Dʳ
Dᵤ CASTEL

D... (40 ans), tempérament lymphatico-bilieux. Atteint de blennorrhagie en mai 1876. Atteint en 1878 de céphalée intense, qui fut le signal de roséole, de plaques anales et de gommes aux deux jambes. Admis en 1882 à l'hôpital Saint-Louis dans le service de M. le Dʳ *Guibout*.

Après trois mois de traitement, quitta l'hôpital à demi guéri et fut obligé d'y rentrer dans le même service. Sorti encore sans attendre sa guérison, y fut admis pour la troisième fois en septembre 1885 dans le service de M. le Dʳ *Du Castel*.

Envoyé à Argelès, D... présentait les symptômes suivants : Œdème des jambes portant encore les traces d'anciennes ulcérations ; respiration difficile ; dyspnée à la moindre marche, difficile d'ailleurs ; matité et râle des deux sommets pulmonaires ;

matité au-dessous de l'aisselle gauche ; toux intense ; crachats muqueux abondants ; phthisie au 3me degré ; anémie, etc.

Du 6 octobre jusqu'au 10 novembre, D… fut soumis à un traitement spécial : Bain de jambes à eau courante, tous les deux jours ; massage des jambes après le bain ; boisson de l'eau de Gazost à 25° centigr. matin et soir en commençant par un demi-verre et en continuant par un verre entier ; pulvérisation et inhalation de l'eau minérale à 30° centig. ; compression des jambes.

La situation du malade s'améliora de telle façon, qu'à son départ, l'œdème des jambes avait disparu ; il ne toussait plus et à l'auscultation on pouvait constater l'absence de tout symptôme sérieux, si bien qu'à son retour à Paris, D… a pu reprendre son service de valet de chambre.

DEUXIÈME CATÉGORIE

Maladies de la peau. — Scrofule.

5ᵉ Observation.

Prurigo d'Hébra. — Psoriasis compliqué d'Arthritis. — Herpétide maligne.

HOPITAL Sᵗ-LOUIS
Service de M. le Dʳ
E. BESNIER

G... (56 ans). Atteint de prurigo dès l'âge de 4 ans; à 16 ans, cette affection cutanée disparut et fit place à une gastrite qui ne fut dissipée qu'à 20 ans. De 24 à 27 ans, douleurs névralgiques de la tête, et, après quelques années de repos, à 37 ans, névralgies avec délire qui, à 42 ans, furent suivies de paraplégie. A 49 ans, bronchite compliquée de péricardite. Durant cette longue série de manifestations diverses, le psoriasis avait reparu entre temps pour ne plus disparaître à partir de 1873.

L'éruption s'étendit alors sous forme de

squammes confluentes en certaines parties
du corps; en 1882, à la suite de chagrins
domestiques, l'affection cutanée prit une intensité alarmante. Enfin, en 1884, admis à
Saint-Louis dans le service de M. le D*r* *Besnier;* à cette époque, rougeurs diffuses sur
tout le corps avec exfoliation lamelleuse;
prurit insupportable; chûte des cheveux et
des poils; ongles calleux, etc., etc.

Néanmoins, put quitter l'hôpital, 8 mois
après, dans un état assez satisfaisant, mais
les symptômes susénoncés ayant reparu,
G... fut forcé d'avoir de nouveau recours
aux soins de M. le D*r* *Besnier*, puis de M. le
D*r* *Mercklen;* de l'avis commun des deux
médecins de Saint-Louis, il fut dirigé sur
Argelès.

A son arrivée, le malade était dans un pi-
teux état; la dermatite avait pris d'énormes
proportions; la peau tombait en lambeaux et
les parties dénudées étaient d'un rouge vif,
tel qu'on craignait d'y toucher; tout le corps
était couvert de squammes suppurantes, *de
capite ad calcem;* les ongles étaient d'une
épaisseur extraordinaire; le visage et la tête
étaient recouverts de croutes; le malade ne
marchait qu'avec la plus grande difficulté.

Le 5 octobre, le traitement commença :
tous les jours, bain d'eau de Gazost à

34° centigrades de 45 à 50 minutes; au sortir du bain, on oignait tout le corps d'une pommade (vaseline, glycérine, goudron, monosulfure de sodium, soufre et belladone). Deux heures après le bain et à 4 heures, boisson d'un verre d'abord, et plus tard d'un verre et demi d'eau minérale à 25° centigrades. Dès le 8° jour, un mieux sensible se déclara; 15 jours après, la peau était reconstituée; les squammes diminuèrent après 20 bains; la tête et la figure reprirent leur allure; les cheveux et les poils repoussèrent; les ongles étaient moins calleux. Après le 30° bain, G... se sentait renaître à la vie; le 23 novembre, il quitta la station dans un état tel qu'il avouait n'avoir jamais senti un pareil bien-être depuis 12 ans; il est, sinon complétement guéri, du moins en voie de guérison certaine si, au printemps prochain, il vient suivre une nouvelle cure thermale.

6e Observation.

Lupus du nez. — Carie des os propres du
nez et des maxillaires supérieurs, etc.

HOPITAL St-LOUIS Service de M le D^r
HALLOPEAU

C... (35 ans) tempérament lymphatico-
sanguin. Atteint à 4 ans d'un abcès à la
région syncipitale. — De 12 à 16 ans, sujet
à de fréquentes épistaxis. — Pieds gelés
pendant la guerre de 1870. — En 1876, a
ressenti des douleurs articulaires des bras
et des jambes.

Indemne de toute affection syphilitique,
est marié et père de plusieurs enfants bien
portants en apparence.

Vers février 1883, pris d'un violent mal de
tête avec obstruction des sinus frontaux et
nasaux ; ne pouvait se moucher ; formation
d'un gonflement érysipélateux au-dessus du
nez avec rougeur et vive douleur au toucher.
Malgré les soins reçus à domicile, l'inflammation continua et prit un fâcheux caractère;
le nez s'enfla à son tour et, vers le 10 février
1885, un fragment d'os carié sortit avec le
mucus nasal, en se mouchant ; en mai, sous

l'influence de reniflements et d'injections
émollientes, plusieurs petits fragments d'os
carié sortirent de nouveau, et 2 ou 3 furent
extraits à l'aide de pinces.

Nouvelle aggravation; le lobule du nez
s'enfle, rougit et s'abcède ; C... entre en
août 1885 à l'hôpital Saint-Louis; malgré les
soins et le traitement spécifique de M. le
Dr *Hallopeau*, le lobe nasal tombe en lambeaux, la cloison du nez est détruite et
plusieurs autres portions d'os cariés sont
extraites.

Du mois d'août à l'arrivée à Argelès
(4 octobre) l'état du malade n'avait pu s'amé-
liorer et voici dans quelle situation il s'est
présenté : Œdème de la partie supérieure de
la face, de la bouche à la naissance des
cheveux et d'une région pariétale à l'autre.

A la région frontale moyenne, entre les
yeux et au-dessus du nez, il y avait une
sorte de tuméfaction avec rougeur et douleur ayant l'apparence d'un abcès ; cette
partie était très douloureuse au toucher ;
dans les régions sous-orbitaires, correspon-
dantes à l'onguis, autre tuméfaction douloureuse qui donnait à la physionomie un aspect
hideux ; le lobe nasal s'était détruit en entier
et l'on observait de profondes ulcérations
dans les fosses nasales, s'étendant sur la

lèvre supérieure ; la lame du Vomer flottait avec une teinte noirâtre au milieu du vide nasal ; le malade se mouchait à tout instant et rendait un liquide semi-purulent et sanguinolent d'une horrible puanteur telle que ses compagnons ne voulaient pas l'approcher.

Il fut soumis immédiatement à un traitement des plus sévères : Bains à 34° centigrades ; boisson d'un verre d'eau de Gazost matin et soir ; inhalation deux fois par jour de la même eau à 25° et reniflement de l'eau de la source noire.

Après 8 jours, pendant lesquels sortirent 4 autres fragments d'os carié, le mieux se manifesta ; les ulcérations diminuèrent d'étendue et de profondeur; C... ne salissait plus que 6 ou 7 mouchoirs par jour au lieu de 10 ou 12 ; la puanteur était moins pénétrante et les parties œdematiées s'affaissèrent et pàlirent.

Après 20 jours, le malade se trouvait soulagé à un tel point que les ulcérations avaient presque disparu, la lèvre supérieure était débarrassée de toute trace de plaie et les joues avaient repris leur forme ordinaire ; enfin, après 37 jours de séjour (12 novembre), le malade était dans un état relativement bon et put quitter la station avec l'espoir d'une prochaine guérison.

7ᶜ Observation.

Lupus facial ayant entraîné la destruction du lobe nasal ; — Ulcérations des lèvres, du menton, etc.

HOPITAL Sᵗ-LOUIS
Service de M. le Dʳ
E. BESNIER

P..., (26 ans), tempérament lymphaticosanguin.

A eu à 5 ans une adénite scrofuleuse ulcéreuse (écrouelles) des deux régions sous-maxillaires, dont il n'a été débarrassé que fort tard par des moyens externes. En 1877, de nouvelles scrofulides se manifestèrent sur la figure qui fut envahie en entier. Peu à peu le lupus envahit le nez dont le lobe fut détruit. Les os propres du nez furent atteints de carie.

En 1878, admis à Saint-Louis dans le service de M. le Dʳ *Fournier* qui le soumit à un traitement spécial. Sorti sept mois après, y rentra en décembre 1880, cette fois dans le service de M. le Dr *Besnier*. Plus tard, l'état de la figure n'ayant pas changé, il se manifesta au bras gauche une éruption croûteuse qui envahit le poignet jusqu'au pli du bras et l'articulation radio-carpienne. Fut alors attaché à l'hôpital en qualité d'infirmier et ne se soigna pas régulièrement.

En juin 1885, soumis à un nouveau traitement par MM. les Drs *Besnier* et *Mercklen* qui l'envoyèrent à Argelès.

Arrivé le 10 octobre, il y fut soumis immédiatement à une cure régulière par l'usage interne et externe des eaux et, après 25 jours de traitement en bains, en boisson, en inhalation et application de l'eau de la Source noire, il était dans une situation satisfaisante. A son départ, le 11 novembre, le malade n'avait plus d'ulcérations à la figure ; les croûtes du bras gauche avaient disparu et l'état général s'était profondément amélioré. P... est parti guéri.

8ᵉ OBSERVATION.

**Adénite indolente. — Anémie cachectique.
Etc.**

HOPITAL DE LA CHARITÉ   Service de M. le Dʳ
FÉRÉOL

B..., (22 ans), tempérament lymphatico-
nerveux.

Enfance et adolescence chétives. Atteint
à 19 ans, d'un engorgement des ganglions
sous-maxillaires du côté gauche, après avoir
couché deux ans sur la terre en Tunisie.

Réformé en 1884, fut soigné par M. le
Dʳ *Trélat* pour un crachement de sang ;
entra plus tard dans le service de M. *Féréol*,
à la Charité, pour y être traité et y resta
comme garçon de salle.

Son état ne s'améliorant pas, ce dernier
docteur l'envoya à Argelès.

A son arrivée, était affecté de nombreuses
glandes cervicales indurées et d'un volume
remarquable ; était pâle et sans vigueur,
toussait, et, à l'auscultation, on pouvait
constater un engouement pulmonaire des

deux sommets avec râle muqueux. Avait craché le sang, la veille de son arrivée à Argelès ; n'avait aucun appétit et digérait avec peine.

A dater du 22 octobre, le malade prit alternativement un bain de jambes à eau courante et un bain entier d'un quart d'heure tous les deux jours. Il buvait chaque jour, matin et soir, un verre d'eau de Gazost à 25° centig. et on lui massait les glandes indurées.

En moins de 10 jours, B... reprit des forces, les glandes se ramollirent ; l'état général s'améliora ; l'appétit revint.

Le 13 novembre, il quitta Argelès dans un état satisfaisant et en voie de guérison, après 22 jours de traitement. Le résultat d'une cure si courte fut remarquable, surtout par la transformation opérée chez B... qui, bien que porteur encore de glandes engorgées, avait récupéré sa vitalité ; il n'a plus craché le sang et ses poumons étaient complètement dégagés.

9ᵉ Observation.

Scrofulide des ganglions maxillaires. — Ecrouelles ulcérées. Etc.

HOPITAL Sᵗ-LOUIS
Service de M. le Dʳ
VIDAL

F..., (22 ans), tempérament lymphatico-nerveux.

Indemne de tout mal jusqu'à 17 ans ; à cet âge, nombreuses épistaxis dont une dura trois jours et ne fut arrêtée que par un tamponnement avec des boules de charpie imbibées de perchlorure de fer.

Depuis lors, fréquentes hémorrhagies nasales ; engorgements glandulaires à la région parotidienne et sous la mâchoire gauche ; ces engorgements se multipliant et les glandes s'abcédant, entre à Saint-Louis dans le service de M. le Dʳ *Barthe*, le 20 février 1885.

M. le Dʳ *Vidal* remplaça son confrère et soumit le malade au traitement des dites glandes par l'application de sétons et de cautérisations au fer rouge suivant la méthode linéaire. A cette période de son adénite, atteint d'un lupus qui se localisa

sur le lobe nasal et fut arrèté par la cauté-
risation actuelle linéaire.

Les ulcérations des glandes ne disparais-
sant pas, F... fut dirigé sur Argelès. A son
arrivée, il présentait les symptômes suivants : Scrofulides ulcéreuses de la joue et
de la région parotidienne gauches jusqu'au
menton ; ulcérations des glandes cervicales
logées sur le bord interne de la portion du
sterno-cleido-mastoïdien qui s'insère sur la
clavicule. Aspect rouge foncé des ulcérations
hérissées de bourgeons charnus. Anémie.
Manque d'appétit. Agitation générale, etc.

Le 23 octobre, commença son traitement :
Bain général tous les matins ; Boisson
matin et soir d'un vérre d'eau à 25" centig.;
Application, sur les ulcérations, de charpie
imbibée d'eau de la Source Noire.

Cinq jours après, F... se trouvait beaucoup
mieux, dormait paisiblement ; l'appétit était
revenu et les ulcérations avaient diminué
d'étendue ; leur aspect rouge vif avait
changé en une teinte rosée ; les forces aug-
mentaient graduellement.

Aucun accident n'étant survenu, les ulcérations étaient devenues imperceptibles et
le malade put quitter la station, le 15 novembre, en voie de complète guérison après
une cure de 25 jours.

10ᵉ Observation.

Engorgement scrofuleux de la jambe gauche. — Tumeur blanche du genou avec ankylose. — Adénite. Etc.

HOPITAL Sᵗ-LOUIS   Service de M. le Dʳ
                                          VIDAL

N... (Louise), (33 ans), tempérament lymphatico-sanguin.

Eut la teigne en bas âge ; plus tard, atteinte d'engorgement des ganglions des aines et des glandes cervicales et maxillaires qui s'abcédèrent en laissant des traces indélébiles. De 10 à 15 ans sujette à de nombreuses épistaxis qui ne cessèrent qu'à la puberté.

A 11 ans, fit une chute sur le genou gauche qui devint le siège d'une inflammation scrofuleuse et qui a entraîné l'ankylose de l'articulation fémoro-tibiale.

Ne pouvant se livrer à son travail de jardinière, entra à l'hôpital Beaujon où on lui donna plus tard les fonctions de lingère.

Admise en la même qualité, en 1879, à Saint-Louis où elle reçut les soins de M. le Dʳ *Péan*, puis en 1884 ceux de M. le Dʳ *Vidal*, qui, après lui avoir fait subir un traitement spécial, la dirigea sur Argelès.

Présentait à son arrivee les symptômes suivants : Œdème des deux jambes ; Engorgement considérable de la jambe gauche qui se trouvait logée dans une gouttière de plâtre ; Ankylose du genou avec immobilité de la rotule ; Douleurs vives éprouvées dans tout le voisinage de l'articulation fémorotibiale à la moindre pression ; Impossibilité de se tenir debout ; Marche difficile à l'aide de deux grandes béquilles ; Cachexie scrofuleuse ; Anémie ; Anorexie ; Sommeil agité, etc.

Le 23 octobre, commencement du traitement ci-après : Bain à 34° centig. de 45 minutes. A la sortie du bain, massage des deux jambes et notamment de la gauche, suivi de l'application d'un bandage compressif (de la pointe des pieds au dessus des genoux). Boisson à la dose d'un demi verre d'abord matin et soir, et peu à peu d'un verre entier.

En peu de jours, l'appétit revint et les forces reparurent ; la malade dormit comme d'habitude et la marche devint aisée. Après quinze jours de traitement régulier, les jambes avait sensiblement diminué ; la jambe droite avait repris ses dimensions normales ; la gauche était moins enflée et le genou supportait la pression sans douleur : la rotule était devenue mobile ; la marche était bien plus aisée et la malade pouvait se tenir debout.

L'amélioration fut telle qu'elle put partir de la station le 18 novembre dans un état satisfaisant et tel qu'elle pouvait se passer désormais de tous soins ; son état général ne laissait rien à désirer et les forces étaient revenues entièrement.

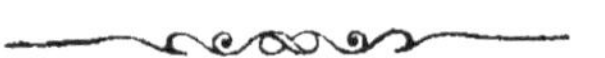

TROISIÈME CATÉGORIE

Accidents syphilitiques.

11e OBSERVATION.

Accidents syphilitiques tertiaires. — Ulcérations du prépuce et des lèvres. — Gommes suppurantes du dos et des membres. — Carie du vomer avec perforation du voile du palais, etc.

HOPITAL St-LOUIS

Service de M. le D^r
HALLOPEAU

K... (46 ans), tempérament bilioso-nerveux.

A été atteint de blennorrhagie à 20 ans. Soigné, en 1878, à l'hospice Beaujon pour un abcès mastoïdien. En 1883, piqué, en maniant de vieux chiffons, à la phalange supérieure de l'annulaire droit qui devint le siège d'une inflammation ; rentra alors à Beaujon, où M. le Dr *Bouilly* diagnostiqua un *chancre infectant.* Peu à peu, une roséole envahit tout le corps; il se forma également des abcès isolés (gommes) qui suppurèrent et laissèrent des surfaces ulcérées; à cette occasion, traité par M. le Dr *Labbé.*

Le 3 janvier 1884, évacué sur Saint-Louis. A cette époque, il s'était déclaré des douleurs rhumatoïdes, ainsi qu'une diarrhée ataxique qui firent diagnostiquer une *syphilis tertiaire avec tabès.* Un traitement sérieux, sagement dirigé par M. le Dr *Fournier* et continué par M. le Dr *Hallopeau,* dissipa tout danger.

Envoyé, le 4 octobre dernier, à Argelès, dans une situation assez grave.

L'eau de Gazost fut administrée en *bains* et en *boisson;* le malade était soigneusement massé en sortant du bain, et il se *gargarisait* deux fois par jour. Peu à peu les douleurs articulaires disparurent, les ulcérations se cicatrisèrent, la diarrhée cessa; le malade prit des forces et quitta Argelès, le 9 novembre, dans un parfait état de guérison.

12ᵉ Observation.

Accidents syphilitiques datant de 21 ans, etc.

HOPITAL DU MIDI Service de M. le Dʳ
MAURIAC

G... (19 ans), tempérament bilioso-nerveux.

Eut, en 1864, un chancre infectant du prépuce pour lequel il subit un traitement de six semaines seulement. Fin 1865, des accidents secondaires se manifestèrent avec complication d'extinction de voix.

En 1875, une syphilide s'étant déclarée dans la paume de la main gauche, par suite d'un panaris qui avait réveillé la diathèse, fut traité à l'hospice d'Ivry où il fut admis comme garçon de salle.

En 1878, admis au service de M. le Dʳ *Guibout* (Saint-Louis); atteint alors, outre la syphilide de la main gauche, d'ulcération dans la région pariétale gauche; quitté l'hospice en mars de ladite année; y revint en décembre, avec de profondes ulcérations à la paume de la main droite, dans le service de M. le Dʳ *Besnier* qui le soumit à un traitement spécial.

En juillet 1882, atteint de nouveau de larges ulcérations palmaires; admis au service de M. le Dr *Lallier;* en ce moment les syphilides envahissaient tout l'avant-bras gauche et la main en entier. Le mal s'aggravant, entra à l'hôpital du Midi dans le service de M. le Dr *Simonnet* qui le soumit à un traitement spécifique énergique, du 15 novembre 1883 au 1er janvier 1884; sorti contre l'avis du médecin. Fut forcé d'y rentrer un mois après pour y compléter son traitement sous la direction de M. le Dr *Mauriac.* Alors les syphilides occupaient les deux mains; les ulcérations étaient profondes et se propageaient sur les faces palmaire et dorsale des mains s'étendant jusqu'au pli du bras.

Dirigé sur Argelès, avait à son arrivée des ulcérations recouvertes de croûtes épaisses grisâtres et rocailleuses qui couvraient la paume de la main droite; il ne pouvait plier les doigts sans de vives douleurs; l'état général indiquait une profonde anémie; la voix était complètement éteinte et l'état moral déprimé.

Dans cet état, après 21 ans de symptômes de syphilis devenus tertiaires, G... était, comme le disait M. le Dr *Mauriac, réfractaire à toute médication,* lorsqu'il arriva à Argelès.

Du 5 octobre au 20 novembre, G... a suivi une cure hydro-minérale complète et régulière : bains généraux de 15 minutes à 34° centigrades ; le matin, boisson d'un verre d'eau à 25° ; dans l'après-midi, bain local de la main droite et boisson d'un second verre d'eau.

Après peu de jours, tous les symptômes se sont amendés ; les ulcérations de la main ont diminué d'étendue, l'inflammation a cessé, et dès le vingtième jour, le malade a pu se servir de sa main. Le vingt-cinquième jour, toutes les croûtes sont tombées en laissant des traces, et, le trente-cinquième, G... a quitté la station dans une situation on ne peut plus satisfaisante, que l'honorable médecin en chef de l'hôpital du Midi a constatée à l'arrivée du malade.

Un tel résultat parle assez haut de lui-même en faveur de l'efficacité spécifique des eaux de Gazost en pareille occasion.

13ᵉ Observation.

Accidents syphilitiques tertiaires datant de 12 ans. — Plaques ulcérées de la bouche et des lèvres avec végétations, sclérose, etc.

HOPITAL DU MIDI   Service de M. le Dʳ
                                       MAURIAC

V... (47 ans), tempérament lymphatico-sanguin. A été atteint vers l'âge de 7 ans, d'une tumeur blanche de la malléole externe de la jambe droite avec carie du péronée.

En mai 1876, atteint d'une ulcération du gland qu'il ne soigna pas ; en janvier 1877, entré à l'hôpital du Midi avec une roséole papuleuse et un psoriasis palmaire. Après 8 mois de traitement dans le service de M. le Dʳ *Mauriac*, sortit dans un état satisfaisant en apparence. Vers octobre 1878, rentra, le corps recouvert de papules croûteuses, surtout aux bras et aux jambes.

En juin 1879, malgré un traitement spécifique de 45 jours, le mal s'aggrava ; il survint de profondes fissures de la langue, des ulcérations croûteuses autour de la tête (couronne de Vénus), et une hypertrophie des lèvres ulcérées et indurées ; entra, pour la troisième fois, à l'hôpital du Midi où il fut soumis à un traitement de 6 mois sous la direction de M. le Dr *Simonnet*. Sorti de l'hôpital, y revint en juillet 1884, avec de nouveaux symptômes des plus inquiétants, dans le service de M. le Dr *Mauriac*, qui le dirigea sur la station d'Argelès-Gazost.

A dater du 5 octobre, le malade suivit une cure régulière : bain tous les jours vers neuf heures du matin ; au sortir du bain, ainsi qu'à quatre heures, boisson d'un verre d'eau ; deux fois par jour, gargarisme.

Les symptômes eurent d'abord une réelle poussée ou recrudescence ; il se manifesta de nombreuses croûtes au cuir chevelu ; de nouvelles ulcérations parurent à la région parotidienne ; les lèvres s'enflèrent ; la langue s'épaissit et les sillons en devinrent plus profonds ; les douleurs articulaires devinrent aiguës ; les ulcérations de l'intérieur de la bouche prirent une teinte rouge foncée. — Dans cet état, les émollients furent employés en lotions, en gargarismes et en boisson, sans cesser néanmoins la balnéation. Vers le 12 octobre, les symptômes d'acuité disparurent et le traitement fut repris et continué jusqu'à la fin de la cure thermale.

Le 25 octobre, le mieux se manifeste ; le 28, la langue revient à un état presque normal ; l'épaississement des lèvres diminue, les croûtes de la tête tombent ; les ulcérations de la région parotidienne sèchent, celles des commissures des lèvres disparaissent. Du 1er au 20 novembre, le malade prit deux verres d'eau de Gazost matin et soir, ainsi que deux gargarismes par jour et deux pulvérisations, afin d'agir d'une façon plus énergique sur la gorge, la bouche et les lèvres.

Le 21 novembre, V... a quitté la station dans une situation relativement excellente et emportant l'espérance d'une guérison certaine avec une seconde cure en avril prochain.

14e Observation

Rhumatisme et atrophie musculaires, sous l'influence de la syphilis, etc.

HOPITAL St-LOUIS
Service de M. le Dr
FOURNIER

A.... (35 ans), tempérament lymphatico-bilieux.

Atteint, en août 1880, d'une blennorrhagie qu'il a négligée. Quelque temps après, chancre induré au prépuce qu'il ne traita pas sérieusement. Vers décembre 1880 entra à l'Hôtel-Dieu à la suite de violents maux de tête et sortit après disparition de ces symptômes. Trois mois après, éruption sur tout le corps de plaques rouges, rondes avec granulations blanches au centre. Reçu alors à l'hôpital du Midi dans le service de M. le Dr *Simonnet;* un mois après, sortit non guéri et jouit d'une bonne santé apparente jusqu'en juin 1884.

Quelque temps après, atteint de douleurs rhumatoïdes des articulations de l'épaule et de la hanche, compliquées de plaques au scrotum. Reçu le 25 juin 1884 à l'hôpital du Midi dans le service de M. le Dr *Mauriac* qu'il quitta un mois après sans être guéri et malgré les avis du savant praticien.

Le 13 juin 1885, atteint de nouveau de douleurs articulaires avec atrophie des muscles de la jambe droite et admis à l'hôpital Saint-Louis dans le service de M. le Dr *Fournier;* soumis alors à un traitement spécial avec bains sulfureux et faradisation. Sa situation ne s'améliorant pas, dirigé sur Argelès.

Symptômes notés à l'arrivée : Faiblesse générale ; anorexie; douleurs articulaires erratiques dans les membres supérieurs, à la hanche et au genou de la jambe droite; atrophie de la jambe droite qui, comparée à la gauche saine, donnait les différences ci-après : tiers supérieur de la jambe gauche, 52 centimètres ; jambe droite, 49 cent.; tiers inférieur de la jambe gauche, 42 cent.; jambe droite 40 cent.; mollet de la jambe gauche, 36 cent.; jambe droite, 34 cent.

Du 5 octobre au 10 novembre, le malade suivit un traitement régulier : Bains généraux quotidiens à 35° centig.; boisson d'un verre, matin et soir ; massage et exercices gymnastiques de la jambe malade, selon la méthode suédoise, deux fois par jour.

L'amélioration devint sensible de jour en jour ; le malade, qui ne marchait à son arrivée qu'avec grand'peine, fit de longues promenades à dater du 20 octobre. La jambe malade prit des forces et grossit à vue d'œil.

Le 10 novembre, le malade était guéri et put quitter la station en parfait état. Mesurées au départ, les deux jambes étaient absolument égales en grosseur ; les muscles de la jambe droite s'étaient développés et avaient repris leur contractibilité.

Cette guérison très remarquable démontre la puissance thérapeutique des eaux de Gazost et fournit une précieuse indication dans les cas pathologiques où le rhumatisme est lié à une diathèse syphilitique.

QUATRIÈME CATÉGORIE

Affections Rhumatismales compliquées.

15ᶜ OBSERVATION.

Rhumatisme articulaire, compliqué d'affection catarrhale.

HOPITAL DE LA CHARITÉ

Service de M. le Dᵗ
FÉRÉOL

Demoiselle R.... (34 ans), tempérament lymphatico-nerveux.

Sujette, dès son bas âge, à des refroidissements avec congestion pulmonaire ; à 10, 12 et 15 ans, deux bronchites catarrhales et une pleurésie. A 31 ans, prise de douleurs rhumatismales articulaires. A 32 ans, atteinte de pneumonie droite dont elle fut soignée à Beaujon. A 33 ans, congestion pulmonaire avec hémoptysie, pour laquelle

elle reçut, chez elle, les soins de M. le
Dr *Pilon*.

Le 3 mars 1885, atteinte de douleurs à
l'acromion, du côté droit, et peu à peu de
violentes douleurs dans toutes les articulations ginglymoïdes ; entra à l'hôpital de la
Charité dans le service de M. le Dr *Féréol*.

Après un traitement sérieux qui la remit
sur pied, fut envoyée à Argelès.

Symptômes notés à l'arrivée : Gonflements
et douleurs vives des deux articulations
fémoro-tibiales et radio-carpiennes ; œdème
des jambes ; difficulté très grande de mar-
cher à cause des douleurs dans les malléoles
et aux genoux.

Du 22 octobre au 15 novembre, elle suivit
ce traitement régulier : Bain général quoti-
dien à 35° centig.; à la sortie du bain, massage des deux jambes et des poignets.
Chaque apres-midi, boisson d'un verre
à 25°, et inhalation afin de combattre l'élé-
ment pathologique pulmonaire et d'éviter
toute congestion.

Huit jours après ce traitement, la malade
pouvait faire d'assez longues promenades.
Le 5 novembre, elle put aller visiter Saint-
Savin, qui se trouve à quatre kilomètres
d'Argelès, et en revenir à pied sans fatigue.

Le 14 novembre, elle partit guérie.

16ᵉ Observation.

Rhumatisme articulaire lié à une diathèse catarrhale.

HOPITAL COCHIN

Service de M. le Dʳ
DUJARDIN-BEAUMETZ

Demoiselle G..., (27 ans), tempérament lymphatico-sanguin.

Sujette, dès son bas âge, à des engorgements des ganglions cervicaux. Dès 18 ans, épistaxis fréquentes ; arrivée à la puberté, a été mal réglée et sujette à des pertes blanches considérables. Se refroidit facilement et, dès 21 ans, a éprouvé des douleurs rhumatismales dans les articulations ginglymoïdales, aux genoux, aux poignets et surtout aux malléoles.

Vers juin 1885, les douleurs ayant augmenté, et ne pouvant plus faire son service de cuisinière, entra à l'hôpital Cochin dans le service de M. le Dʳ *Dujardin-Beaumetz*. Pendant les premiers quinze jours du traitement par les bains de vapeur, avait tous les jours une épistaxis et, finalement, eut une violente hémoptysie.

Tombée dans un état de profonde anémie

et son état de s'améliorant pas, fut dirigée sur Argelès.

A son arrivée, elle était pâle et amaigrie; elle marchait à grand'peine et éprouvait de vives douleurs à l'articulation fémoro-tibiale des deux jambes, surtout de la droite, et aux malléoles ; elle crachait le sang de temps à autre ; avait peu d'appétit et ressentait de fortes palpitations à la moindre marche.

Traitement suivi à dater du 6 octobre : Bain de jambes à eau courante, tous les jours, d'un quart d'heure, à 35° centig.; après le bain, massage des deux jambes qui étaient ensuite ointes d'huile de jusquiame camphrée, boisson d'un verre d'eau matin et soir, et chaque après-midi inhalation d'eau minérale à 25°.

Peu à peu, tous les symptômes s'amendèrent; les douleurs disparurent, la congestion pulmonaire cessa ; l'œdème disparut également; la santé revint dans un état parfait ; elle partit guérie le 6 novembre.

CINQUIÈME CATÉGORIE

Maladies des Organes génitaux de la femme.

—————

Nous terminerons par des observations sur plusieurs malades atteintes d'affection chronique de l'appareil génital, réfractaires au traitement hydro-thermal des Eaux sulfurées sodiques, chlorurées et alcalines.

17ᵉ OBSERVATION.

Métro-vaginite. — Métrite cervicale. — Leucorrhée abondante. — Etc.

Mᵐᵉ F... (29 ans), tempérament lymphatico-nerveux. Herpétique depuis son enfance ; a eu de fréquentes éruptions de nature mal déterminée ; n'a été réglée qu'à 16 ans. Sujette, dès la puberté, aux pertes blanches pour lesquelles elle n'a pas été soignée. Mariée à 18 ans, a eu deux fausses couches, l'une de 4 mois à 20 ans, l'autre de 3 mois à 21 ans ; n'est plus devenue mère, mais, depuis la dernière fausse couche, les pertes blanches ont été plus abondantes et plus épaisses; a ressenti une inflammation sourde qui devenait plus intense toutes les fois qu'il y avait rapprochement sexuel, lequel devint intolérable et presque impossible. Éprouvait enfin de vives douleurs en urinant et cet état devint alarmant à la suite d'une secousse morale.

Venue à X... (1), Mme F... présentait les symptômes suivants : rougeur et gonflement des grandes et des petites lèvres; urétrite avec rougeur et gonflement de toute la muqueuse vulvaire; pertes abondantes à l'entrée du vagin; difficulté de l'introduction du spéculum à cause de la rougeur extrême de la muqueuse vaginale secrétant un mucus épais et abondant; rétroversion du corps utérin; inflammation du col, avec gonflement des lèvres du museau de tanche; orifice cervical béant et donnant passage à un mucus épais, jaunâtre et filant, etc. La malade urine peu, souvent et la sortie de l'urine provoque une forte cuisson.

L'état général était déplorable; la malade ne dormait presque pas, n'avait pas d'appé-

(1) X... indique, dans les trois observations ci-après, une station thermale rivale qu'il est nutile de désigner.

tit, était constipée, anémique et ne marchait que difficilement.

Mme F... fut soumise à un traitement hydro-thermal, consistant en un bain entier à 33° tous les matins; injection avec l'eau thermale dans le bain; boisson d'un demi-verre d'eau minérale deux fois par jour. Tous les deux jours, bains locaux avec décoction de jusquiame.

Après 15 jours de traitement, voyant que les symptômes ne diminuaient pas d'intensité, on fit continuer les bains généraux, mais on soumit la malade à des bains locaux avec l'eau de la *Source noire de Gazost* et on lui fit boire matin et soir un verre d'eau de la *Grande source de Gazost*. Huit jours après, l'état général s'améliora, l'inflammation locale céda et la leucorrhée diminua. Quinze jours après, la situation de la malade fut telle qu'elle put revenir chez elle dans un excellent état, se promettant d'achever sa guérison, en 1886, par une cure à Argelès-Gazost dont les eaux avaient évidemment seules amené la résolution de ses souffrances.

18ᵉ Observation.

Métro-vaginite scrofuleuse. — Leucorrhée. — Dysménorrhée.

Mˡˡᵉ Lˢᵉ M... (25 ans), tempérament lymphatico-sanguin. Atteinte, en bas âge, de teigne et d'adénite cervicale ayant laissé des traces d'écrouelles. Plus tard, atteinte de carie des vertèbres à la suite d'une chute; qui fut suivie d'une double déviation du rachis. A été réglée à 17 ans et a toujours eu depuis lors de fortes pertes blanches. A chaque époque cataméniale, d'ailleurs fort irrégulière, éprouve de vives douleurs aux lombes et à l'hypogastre. Les ovaires sont le siège permanent de douleurs sourdes qui s'irradient dans le bassin et rendent la marche pénible. L'état général de Mˡˡᵉ M... est des moins satisfaisants; elle dort peu et mal, a peu d'appétit et l'auscultation fait constater un râle muqueux au sommet du poumon gauche en arrière, ainsi qu'à la base du poumon droit au-dessous de l'aisselle. En outre, la malade avait eu, à 20 ans et à 23 ans, deux légères hémoptysies.

Envoyée à X... vers la fin d'août, elle fut immédiatement soumise aux bains de jambes à eau courante à 35° et à la boisson d'*Eau de Gazost*, demi-verre, puis un verre matin et soir. Elle prenait tous les jours une injection et un bain local avec l'eau de la *Source noire de Gazost*. Elle était enfin soumise à des exercices gymnastiques des membres supérieurs et du tronc. Un mois après, Mlle M... put quitter la station thermale avec l'espoir de terminer sa guérison par un nouveau traitement régulier et spécial par l'eau de Gazost.

19e OBSERVATION.

Hypertrophie et Fongosité du col utérin avec vaste ulcération granuleuse, etc.

Cette observation d'un haut intérêt met en évidence la puissance thérapeutique des eaux de Gazost, appelées à jouer désormais un rôle important dans le traitement des maladies graves et souvent désespérées des organes génitaux de la femme.

Mme D.... (43 ans); tempérament éminemment lymphatique, bien qu'avec l'apparence d'une forte constitution. Réglée à 12 ans; a eu des saignements de nez qui n'ont cessé qu'à la puberté, époque à laquelle se sont produites des pertes blanches. Mariée à 23 ans, elle perdit au 7e mois de sa grossesse son premier enfant, par suite d'une saignée intempestive du bras. A la suite de ce pénible avortement d'un fœtus mort-né, ses premières souffrances se manifestèrent. Cinq ans après, elle accoucha naturellement d'un enfant à terme, mais également mort-né. Deux ans après, elle mit au monde un 3e enfant qui ne vécut que quelques années; jusque là, elle ne reçut aucun soin régulier pour les souffrances utérines qu'elle éprouvait; elle avait été cautérisée avec l'azotate d'argent après sa fausse couche, ce qui n'avait pu enrayer la marche de la maladie.

Vers le mois de mai 1884, Mme D .. fut prise de vomissements incoërcibles qui résistèrent à toute médication et ne cédèrent qu'à des cautérisations du col. Cependant la malade dépérissait et à son arrivée, fin août, à X..., elle présentait les symptômes suivants : Vives et profondes douleurs dans tout le bas-ventre, à la pression surtout; contractions fréquentes du diaphragme avec vomituritions; impossibilité de dresser le buste sur les jambes sans une grande souffrance dans tout le ventre; leucorrhée verdàtre, abondante et puante; hypertrophie du col congestionné et fongueux; ulcération

profonde de la grandeur d'une pièce de deux
francs avec granulations grisâtres envahis-
sant tout le museau de tanche ; gonflement
de la muqueuse vaginale ; œdème des mains
et des jambes ; anémie profonde, etc.

Mme D... fut soumise au traitement suivant :

Usage momentané de l'eau de X.., *intùs*
et *extrà*, mais, l'état s'aggravant, on con-
seilla à la malade les eaux de Gazost, et
on fit tous les jours un pansement local avec
l'eau de la *Source Noire de Gazost*, en laissant un tampon imbibé de cette même eau
à l'intérieur du vagin ; elle fit tous les jours
des injections avec la même eau. Peu à peu,
les symptômes s'amendèrent ; la plaie du
col disparut presque en entier, et, à son départ, vers la fin de septembre, la malade
emporta avec elle de l'eau de Gazost (de la
grande source) qu'elle prit en boisson et (de
la source noire) avec laquelle elle a continué
l'application des tampons. Le 22 décembre
dernier, après examen au spéculum, on a
pu constater un état excellent qui sera suivi
d'une parfaite guérison avec une seconde
cure en août prochain avec l'eau de Gazost.

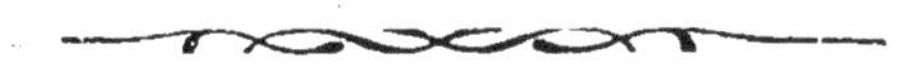

CONCLUSION

D'après l'exposé succinct qui vient d'être fait des observations prises sur les malades envoyés par les hôpitaux de Paris, l'automne dernier, à la Station Thermale d'Argelès-Gazost, pour y suivre un traitement hydro-minéral, que conclure?

Les résultats obtenus à la suite de la cure thermale dont il est fait mention dans ces dites observations parlent d'eux-mêmes ; aussi, suffira-t-il de mettre, sous les yeux du lecteur, quelles sont les indications et les contre-indications de l'emploi thérapeutique des Eaux de Gazost.

Sans insister sur la corrélation intime qui existe entre la composition chimique d'une Eau Minérale, sa thermalité et ses propriétés tant physiologiques que curatives, il n'est pas moins vrai de dire que cette corrélation existe et que c'est, sans doute, à leur grande richesse en sulfures et en chlorure de sodium, ainsi qu'à la présence exceptionnelle des iodure et bromure alcalins, sans préjudice des carbonates, des silicates de soude, de potasse, de chaux et de magnésie, etc., que sont dues les remarquables vertus thérapeutiques des sources de Gazost et les précieux résultats cliniques obtenus par leur usage rationnel tant *interne* *qu'externe*.

Les précédentes observations, auxquelles on pourrait joindre une longue série d'autres faits chimiques non moins heureux, prouvent et démontrent d'une façon péremptoire que les maladies tributaires des Eaux de Gazost peuvent être groupées en trois grandes *familles*, se divisant en *genres* et en *espèces*.

D'où les indications formelles ci-après :

1° Que, toutes les fois qu'un sujet malade sera sous l'influence d'une diathèse soit scrofuleuse, soit herpétique, soit enfin syphilitique, ce même malade est assurément tributaire des Eaux de Gazost.

Le tempérament lymphatique est le

plus souvent et spécialement cause prédis-
posante des maladies justiciables de
mêmes eaux minérales.

2° Que, vu la température hypothermale,
l'alcalinité et la fixité de ces eaux, elles
peuvent mieux que toute autre eau sulfureuse, être transportée à de grandes
distances, sans aucune altération dans la
combinaison naturelle de leurs éléments
minéralisateurs et sans aucune atteinte
dans leur sulfuration. Cette qualité
spéciale les rend plus faciles à être
tolérées par les estomacs les plus délicats,
met le malade à l'abri de tout mouvement
congestif vers un viscère quelconque et
permet une prompte et efficace assimila-
tion ; toutes conditions importantes pour
assurer les effets curateurs de l'Eau
Minérale.

3° De ces deux préceptes qui précèdent
au point de vue des *indications* formelles
des Eaux de Gazost, on peut enfin conclure
que : toutes les maladies chroniques,
localisées dans leurs manifestations, soit
sur la peau, soit sur les muqueuses, soit
sur les appareils locomoteurs et nerveux,

soit sur les viscères et les glandes, soit sur les organes de la vue, de l'ouïe, de l'odorat et du goût, soit sur ceux de la respiration, de la circulation et de la digestion, soit enfin sur l'appareil génito-urinaire des deux sexes et particulière-ment sur les organes génitaux de la femme, on est en droit, dis-je, de conclure que ces dites maladies tant générales que locales en apparence, mais effectivement sous la prédominance des diathèses sus-indiquées sont tout particulièrement tribu-taires des Eaux Minérales des Sources de Gazost.

Avec de telles *indications*, on ne peut plus précises et formelles, en ce qui regarde les maladies tributaires et justi-ciables des Eaux de Gazost, les contre-indications coulent de source, et le méde-cin traitant ne pourra jamais commettre aucune méprise : le succès sera le résultat constant de ces conseils.

Quant à l'influence de l'air ambiant d'Argelès, une étude spéciale en a été faite et on la trouvera ci-après.

TRAITEMENT ET PROPHYLAXIE

DE LA

PHTHISIE PULMONAIRE

Mémoire lu à l'Académie de Médecine
par M. le Docteur Ferrand.

Le sanatorium d'Argelès.

I

La phthisie pulmonaire tuberculeuse
étant le danger auquel la vie se trouve le
plus souvent exposée dans nos contrées,
et pour ainsi dire l'écueil de notre civili-
sation et des civilisations contemporaines,
devait, pour ce motif, attirer l'attention

et appeler les recherches de la médecine scientifique et de la médecine pratique, l'une et l'autre se trouvant aux prises avec cette maladie.

La découverte du bacille tuberculeux, les résultats qu'ont fournis à l'expérimentation la culture et l'inoculation de cet organite morbide, n'ont pas été sans jeter quelque jour sur les conditions étiologiques et aussi sur le mode de propagation de cette terrible maladie. Toutefois la mesure dans laquelle la prophylaxie pourra bénéficier de ces découvertes reste encore à déterminer. Le problème se pose à ce sujet entre deux conditions dont il est bien difficile d'indiquer la part qu'elles prennent respectivement à la genèse du mal : c'est-à-dire qu'il y a, d'une part, *le microbe* de la tuberculose, et d'autre part *le terrain* sur lequel ce microbe pourra croître et multiplier.

Jusqu'ici nous ignorons quelle doit être cette part respective des deux éléments en question : celle du microbe et celle du terrain. Mais il est déjà permis de conclure de ce que nous connaissons,

que la meilleure prophylaxie de la phthisie tuberculeuse sera celle qui soustraira
le plus complètement l'organisme à la
rencontre du bacille, et qui, en même
temps, en développant l'activité nutritive
de l'économie vivante, lui permettra de
braver impunément le contact des bacilles
qu'elle devra rencontrer encore.

C'est cette double indication que doit
remplir un bon sanatorium. Et il est clair
que le sanatorium sera d'autant meilleur
qu'il la remplira mieux.

Je n'ai nullement l'intention de reprendre à ce sujet l'étude ni même l'historique
de tous les essais qui ont été tentés dans
cet ordre d'idées ; je ne veux qu'exposer
les résultats qui ont été obtenus dans un
de ces essais. Quelque limités qu'ils soient
quant à leur chiffre, ils me paraissent
assez significatifs et assez satisfaisants
pour intéresser l'Académie de médecine,
dont la bienveillance est acquise d'avance
à qui lui apporte des faits nouveaux, recueillis avec conscience, et lui soumet
une expérimentation régulière, et qui par
surcroît promet d'être aussi féconde dans

ses déductions pratiques qu'elle est inno-
cente et même bienfaisante dans ses pro-
cédés.

II

Il y a tantôt dix ans, un de nos regrettés
collègues, le Dr Douillard, ancien interne
des hôpitaux, léguait en mourant à sa
pieuse compagne cette pensée, que la vallée d'Argelès conviendrait admirablement
à l'établissement d'un sanatorium, où l'on
recueillerait des enfants de parents morts
de phthisie pulmonaire, et marqués eux-
mêmes du sceau de la terrible maladie.

Le désir de réaliser cette bonne pensée
fit naître quelques projets. La ville d'Argelès, en ayant eu connaissance, fit offrir
à l'œuvre naissante une propriété dont
elle venait d'hériter, à des conditions peu
onéreuses, à la condition d'y installer une
bonne œuvre. Une société civile fut for-
mée et composée en grande majorité de

médecins des hôpitaux de Paris; le do-
maine fut acquis, non sans beaucoup de
formalités, et dès l'année 1878, quelques
enfants pouvaient y être installées, sous
la surveillance et la direction des sœurs
de Saint-André, déjà directrices de l'école
du pays.

Laissez-moi vous dire, Messieurs, que
cette société civile comprenait alors les
noms, entre autres, de deux de vos regrettés collègues, M. le Dr Maurice Ray-
naud, M. le Dr Woillez. — Elle comprend
aujourd'hui ceux de M. Moissenet, médecin honoraire de l'Hôtel-Dieu, de votre
très-honoré président, M. le Dr Bergeron,
de M. le Dr Barthez, de MM. Bucquoy,
Desormeaux, Guigeot et Ferrand, médecins des hôpitaux, de M. Douillard, archi-
tecte, et de M. Bournat, avocat.

Cette pensée d'ailleurs répondait à un
besoin réel et pressant : l'encombrement
de nos hôpitaux par les phthisiques est un
mal bien connu et qui ne peut que s'ag-
graver. Loin de suffire aux mesures pré-
ventives qu'il faudrait prendre pour écarter
de nous la tuberculose, l'administration

ne peut suffire au traitement des phthisies
plus ou moins confirmées. Elle a dû écarter ou ajourner l'exécution des projets
qu'elle avait mis à l'étude sur ce sujet ;
tels que le traitement des malades à domicile, le transport des malades dans les
hôpitaux des villes du Midi qui pourraient
les recevoir, la création d'asiles spéciaux,
etc., etc.

Nous avons pensé que c'est un des meil-
leurs moyens de résoudre la difficulté,
que de créer, dans une station sanitaire
du midi de la France, un asile d'enfants
phthisiques, pris au début de leur maladie, susceptibles par conséquent d'une
curabilité au moins relative, de les y gar-
der assez longtemps pour que leur guérison soit non seulement acquise, mais encore durable, et enfin de leur donner là
le goût des travaux champêtres, qui sont
une des meilleures sauvegardes contre
l'explosion ultérieure de la maladie et de
développer leurs aptitudes en ce sens.

III

L'œuvre que nous avons tentée ne l'a pas été sans étude préalable ; ses fondateurs ont voulu qu'elle gardât à la fois ce double caractère d'être à la fois une œuvre de bienfaisance charitable et une expérience conduite aussi scientifiquement que possible.

Dans ce but, avant l'ouverture de l'orphelinat, un petit observatoire météorologique fut installé par nos soins à Argelès et confié à M. le directeur du collège de cette ville. Le concours des ecclésiastiques qui dirigent cette institution fut aussi précieux que méritoire ; c'est à eux que nous devons un grand nombre des renseignements qui vont suivre :

Cet asile est situé à plus de 450 mètres d'altitude, à l'extrémité la plus élevée de la ville d'Argelès, qui est elle-même voisine de Pau et de Tarbes, et plus encore de Lourdes. Adossée aux pentes boisées d'une montagne de 1,100 mètres d'altitude (Le Gez), Argelès voit couler au-dessous d'elle le gave de Pau, qui s'unit dans cette vallée au gave d'Aran. La vallée, tout entourée de hautes montagnes, forme comme un cirque allongé dans lequel se rencontrent beaucoup d'échantillons de la flore et de la culture méridionales.

Plus élevée qu'Amélie-les-Bains, Argelès possède une température dont les moyennes ne diffèrent pas beaucoup de celles qu'on observe dans la première de ces stations. Peut-être a-t-elle sur cette dernière l'avantage d'être mieux protégée contre les vents d'est et d'ouest et, pour ce motif, d'être plus tempérée encore. On en jugera par les tables de température que je joins à ce travail, dont les éléments ont été recueillis jusqu'à trois fois par 24 heures, et que l'on peut résumer comme il suit :

Nos observations ayant subi de fortes lacunes, j'ai tenu à mettre, à côté des moyennes, les écarts extrêmes de la température ; on ne se fait du reste qu'une

idée fort imparfaite des conditions atmo-
sphériques d'une contrée si l'on ne possède pas ensemble ces deux sortes de
renseignements.

	Max.	Min.	Moy. max.	Moy. min.	Moy. totale
1878					
Décembre .	18°	— 6°	9°	+ 1°75	5°3
1879					
Janvier.	17°	— 2°	12°4	+ 3°7	8°
Février.	15°	+ 1°	9°4	+ 4°5	7°
1882					
Mars.	24°	+ 1°	17°5	+ 4°7	11°
Avril.	27°	+ 1°	17°5	+ 5°1	11°3
1883					
Novembre.	20°	—	15°7	+ 5°2	10°5
Décembre .	18°	— 11°	9°	— 1°8	4°5
1884					
Janvier.	18°	— 5°	12°5	+ 1°3	7°
Février.	27°	— 1°	18°3	+ 3°8	11°
1885					
Janvier.	18°	— 12°	10°	— 1°7	4°5
Février.	20°	+ 3°	15°	+ 6°	10°5
Mars	20°	0°	13°	+ 3°9	8°5
Avril.	20°	— 1°	12°	+ 2°5	7°3

On voit par ce tableau que les moyennes
totales des mois d'hiver ont oscillé entre
4° 5 et 11° 3, ce qui n'est pas une bien
forte oscillation. En décembre, la température a eu pour écarts + 18° et — 10°,
mais la moyenne y fut de 4° 5 à 5°. En

janvier, les écarts ont été de $+$ 18° et $-$ 12°; mais la moyenne ne varia que de 4° 5 à 8°. En février, avec des écarts de $+$ 27° à $-$ 1°, on relève des moyennes variant entre 7° et 11°. En mars, les écarts ont été de 24° et de 0°, et les moyennes oscillèrent entre 8° 5 et 11°. En avril, écarts de 27° à $-$ 1° et moyennes de 7° 3 à 11° 3.

Si l'on ne se contente pas de parcourir ce résumé, mais qu'on veuille bien le comparer aux tableaux qu'il récapitule et qui sont annexés à cette étude, on peut se convaincre que, si les moyennes sont des plus satisfaisantes, au point de vue de la température atmosphérique prise dans son ensemble, les oscillations diurnes sont cependant assez fortes et présentent parfois d'assez grands écarts d'un jour à l'autre. Mais sous ce rapport encore Argelès n'a rien à redouter de la comparaison avec un grand nombre de stations d'hiver, autant du moins qu'il m'est possible d'en juger.

Nice, par exemple, a une moyenne d'hiver qui oscille autour de 8 à 9°. A

Montreux, la température moyenne du jour (ce qui représente la moyenne des maxima) varie de 4° à 8°, et la moyenne de décembre va de 2° à 3°. A Bex, la température est peut-être moindre encore. En un mot, la qualité spéciale que paraît présenter Argelès est d'être à la fois une station d'altitude au-dessus de la moyenne, et une station de température très douce relativement à cette altitude.

Parmi les autres éléments météorologiques que nous nous sommes efforcé de rassembler, ceux qui ont trait à l'hygrométrie ont aussi spécialement attiré notre attention. Je joins encore à ce travail les tableaux que j'ai pu dresser d'après les relevés qui me sont parvenus sur ce sujet. Il est facile de se convaincre, en les parcourant, que leur moyenne est des plus satisfaisantes. Mais ce qui donne encore plus de valeur à ces résultats, c'est la constance dont ils témoignent dans l'état hygrométrique de cette station. Les oscillations de nos tracés sont en effet des plus restreintes. Il est facile d'apprécier cette constance en comparant nos tracés à ceux qui résultent des observations prises à Montsouris et à Saint-Maur, et dont le bulletin municipal nous donne les chiffres quotidiens.

IV

Il est permis de déterminer d'après ces données, dans une certaine mesure, quel peut être le caractère météorologique de la station d'Argelès et par suite à quelles indications thérapeutiques cette station peut répondre.

Argelès réunit, avons-nous dit, les qualités d'une station assez élevée, de température douce et d'hygrométrie très constante. Si l'on joint à ceci que la pluie n'y est pas fréquente, que la neige y reste rarement, que les jours de soleil y sont très nombreux, on doit croire à l'utilité de ce séjour pour beaucoup d'affections pulmonaires et en particulier pour la tuberculose.

Reste à se demander si, dans les formes

diverses de cette maladie, il n'en est pas quelques-unes auxquelles ce sanatorium conviendrait spécialement, quelques-unes aussi auxquelles il serait bon de le défendre.

Jusqu'ici, ces formes ont été généralement ramenées à deux types essentiels, dans lesquels je me suis efforcé dans mon enseignement (et dans mon livre sur les formes de la phthisie) de tracer des cadres nettement définis. Ces deux grands types sont celui de la phthisie avec éréthisme et celui de la phthisie torpide ; et les villes d'hiver ont été classées d'après cette bifurcation, suivant que leur atmosphère plus ou moins excitante convient à l'un ou l'autre de ces types. Or, Argelès peut former entre ces stations une classe à part ou moyenne. En effet, par son altitude, l'air y est vivifiant au point d'entraîner un léger degré d'excitation fonctionnelle. Mais comme il y est en même temps généralement doux, comme il y est surtout toujours humecté d'une notable proportion de vapeur d'eau, il ne fouette pas les sujets inutilement et les entraine à faire une bonne restauration nutritive sans épuiser leurs aptitudes sensitives et motrices.

Aussi, s'il est vrai que notre sanatorium ne saurait convenir aux formes fébriles, ni aux sujets qui sont tourmentés par des névralgies violentes, ou par de fortes poussées congestives, ou par des diacrises excessives, il nous a paru convenir admirablement au contraire dans tous les autres cas, et en particulier dans les formes mixtes ou communes.

Quant aux formes les plus torpides, si de plus hautes altitudes peuvent leur convenir mieux encore, nous savons cependant que celles-ci ne sont pas sans inconvénients et sans danger. D'ailleurs la facilité qu'on possède à Argelès de faire faire aux malades une cure excitante d'eaux sulfureuses si abondamment répandues dans la contrée, cette facilité permet de traiter encore fort avantageusement ces formes elles-mêmes.

On pourra s'en convaincre en parcourant les observations de nos jeunes hospitalisées.

V

Le recrutement de nos enfants s'opère de la façon suivante : elles me sont envoyées avant leur admission pour que je juge si elles se trouvent dans les conditions médicales requises pour cela.

Je tiens à ce qu'elles soient héréditaires, c'est-à-dire qu'elles aient perdu au moins l'un de leurs parents de phthisie pulmonaire. Souvent la note est encore accentuée à ce sujet par le décès de quelques frères ou sœurs.

Chacune est examinée par moi et doit présenter, pour être admissible, outre les antécédents que je viens de noter, les signes physiques d'une altération des sommets des poumons, au début, et, autant que possible, ne dépassant pas le premier degré de la maladie. Les complications gastro-intestinales ou autres ne sont pas un empêchement, pourvu que l'enfant ne

soit pas en état de fièvre ou d'acuité, et
pourvu qu'elle ne soit pas absolument cachectique. En un mot, ce sont des enfants
dont la maladie est plus ou moins confir-
mée, mais qui restent encore susceptibles
d'une modification curative.

L'asile ne reçoit que des filles, âgées de
5 à 12 ans au moment de leur admission.
Leurs parents s'engagent moralement à
les laisser jusqu'à vingt ans dans l'asile.

Une fois qu'elles y sont admises, elles y
vivent de la façon la plus hygiénique possible ; le sommeil leur est largement me-
suré ; le régime alimentaire est soigneusement assuré par quatre repas dont deux
solides ; et la journée est partagée entre
quelques heures de classe et de récréation,
plus un travail au jardin que la propriété
permet de leur distribuer. Les religieuses
auxquelles elles sont confiées tiennent un
journal fort exact de leur santé.

Examinées par moi avant leur admission, les enfants sont vues, quand il y a
lieu, par le médecin du pays, M. le Dr Senac (d'Argelès). Tous les ans, M. le Dr
Senac-Lagrange, médecin-consultant à

Cauterets, les visite en passant; et il est bien rare que quelqu'un des médecins qui composent notre société ne se rende aux Pyrénées et ne s'arrête à Argelès pour les visiter à son tour. La plupart d'ailleurs suivent, du moins pendant l'hiver, un léger régime médical dont l'huile de foie de morue, l'iode ou l'arsenic forment la base, et quelques-unes sont, l'été, dirigées sur Cauterets, où M. le Dr Senac leur fait suivre une cure. Les compagnies de Cauterets et d'Argelès leur offrent bénévolement leurs eaux.

VI

Le nombre des enfants ainsi hospitalisées s'élève aujourd'hui à vingt et une, dont il faut déduire une enfant qui a été réclamée par sa famille, et l'autre, la seule que nous ayons perdue, est morte d'accidents aigus d'entérite tuberculeuse.

Après avoir présenté 21 observations intéressantes que nous regrettons de ne pas reproduire ici, M. le Dr Ferrand conclut ainsi :

Ces vingt et une enfants ont été admises, comme on le voit, entre les âges de 5 et 12 ans, et il appert tout d'abord que celles qui en ont le plus bénéficié sont celles qui ont séjourné davantage dans l'asile et surtout celles qui y sont entrées plus jeunes. Quelques-unes y sont depuis 7 ans ; 6 y sont depuis 1878 ; 4 depuis 1879 ; 3 depuis 1880 ; 4 depuis 1881 ; 1 depuis 1882 et 3 n'y sont que de cette année 1885.

Bien que nées de parents phthisiques, et présentant elles-mêmes des signes souvent fort accusés de tuberculose pulmonaire, toutes subissent, dès leur arrivée à l'asile, l'influence favorable de ce séjour et de ce régime. Et chez toutes, alors que les signes physiques indiquent **que** les troubles pulmonaires n'ont encore subi qu'une insignifiante modification, déjà, au contraire, leur état général se transforme et leur nutrition prend une allure des plus satisfaisantes.

Les accidents y sont très rares et le médecin du lieu n'a que rarement à intervenir. Quelques-unes présentent une certaine irritation cardio-vasculaire, mais sans fièvre. Un plus grand nombre présente facilement de légères affections catarrhales, oculaires, nasales ou pharyngolaryngées. Plusieurs ont présenté à diverses reprises des accidents de catarrhe intestinal; mais cet accident fut toujours passager, bien que revenant avec facilité. La seule enfant qui ait succombé (observation XII) est morte d'une entérite prolongée qui débuta d'une façon insidieuse et avec un appareil typhoïde.

L'enfant de l'obs. XI, admise en 1880, à 8 ans, a eu d'abord un catarrhe génital, puis, en 1882, une broncho-pneumonie, la seule qui ait été observée à l'asile. Elle

en a guéri, et son état général est aujour-
d'hui très satisfaisant.

Enfin, il est remarquable que le séjour
d'Argelès n'a pas hâté chez ces enfants
l'époque de la puberté ; quelques-unes ont
atteint l'âge de 13 et 15 ans et ne sont
pas encore menstruées, ce qui est d'autant plus à noter que toutes ces enfants
viennent de Paris où la menstruation est
généralement assez hâtive.

Le professeur Fonsagrives publiait na-
guère, dans un grand journal, sur l'asile
d'Argelès, une note dans laquelle on lit
ces mots : « L'idée est donc passée dans
la pratique.et peut maintenant être jugée.
Elle est excellente autant que généreuse;
mais l'œuvre qu'elle a créée, comprimée
par l'exiguïté de ses ressources, ne peut
prendre le développement auquel elle est
certainement appelée. Son budget, ali-
menté par des cotisations, ne dépasse pas
en effet huit mille francs, et elle ne peut,
dans ces conditions, et encore avec la
plus grande parcimonie, entretenir que
vingt jeunes filles. C'était assez avant que
l'expérience eût prononcé ; c'est peu de

chose en présence du résultat à atteindre. »

Messieurs, le suffrage du maître regretté nous est précieux, vu sa haute compétence en ces matières. Venant de l'Académie de médecine, une parole d'encouragement serait plus précieuse encore. Si vous jugez, comme lui, que l'expérience a prononcé, votre approbation sera une récompense pour les efforts que cette œuvre a suscités; elle sera aussi un gage de succès qui la rendra de plus en plus féconde.

www.ingramcontent.com/pod-product-compliance
Ingram Content Group UK Ltd.
Pitfield, Milton Keynes, MK11 3LW, UK
UKHW031827170726
13836UKWH00004B/1542